APPLICATION

DE LA

TRANSPARENCE AUX FIGURES

DESTINÉES A L'ENSEIGNEMENT PRATIQUE

PAR

Le Dr Léon TRIPIER

Professeur de médecine opératoire à la Faculté de médecine de Lyon.

(Communication faite au Congrès de Londres)

LYON

ASSOCIATION TYPOGRAPHIQUE

GIRAUD, RUE DE LA BARRE, 12

—

1881

APPLICATION

DE LA

TRANSPARENCE AUX FIGURES

DESTINÉES A L'ENSEIGNEMENT PRATIQUE

PAR

Le Dr Léon TRIPIER

Professeur de médecine opératoire à la Faculté de médecine de Lyon.

(Communication faite au Congrès de Londres)

LYON

ASSOCIATION TYPOGRAPHIQUE

GIRAUD, RUE DE LA BARRE, 12

1881

APPLICATION

DE LA

TRANSPARENCE AUX FIGURES

DESTINÉES A L'ENSEIGNEMENT PRATIQUE

Jusqu'ici l'emploi des figures est resté limité à l'enseignement théorique. Nous avons cherché à l'étendre à l'enseignement pratique. Mettre constamment sous les yeux des élèves, à l'aide de figures, les choses qu'on veut leur graver dans l'esprit, tel est le point de vue auquel nous nous sommes placé.

Dans le principe , nous avons fait exécuter des figures analogues aux planches murales dont on se sert dans les établissements d'instruction élémentaire. Mais nous nous sommes bientôt heurté à deux difficultés inhérentes à la construction des salles où se donne l'enseignement pratique.

Vu la disposition et le nombre des fenêtres, il ne reste que peu de place pour installer convenablement un nombre suffisant de figures ; et si on les dispose au-dessus des fenêtres, elles se voient mal. D'un côté comme de l'autre, il y a des inconvénients. Pour réussir, il fallait employer un autre mode d'exécution, à moins cependant de changer la disposition même des salles.

C'est en cherchant le moyen de montrer la même figure à droite, et à gauche sans la répéter, que l'idée nous est venue d'employer la transparence. Tout d'abord, nous songeâmes à faire de véritables vitraux ; mais les difficultés et le prix de revient, — deux conditions avec lesquelles il faut compter, surtout quand il s'agit de généraliser un moyen quelconque, — nous ont fait abandonner presque aussitôt ce projet.

Cependant, c'était là que se trouvait la véritable solution : en effet, avec la transparence, nous avons le moyen tout à la fois de gagner de la place, d'obtenir une grande intensité de couleur, et enfin de montrer la même figure à droite et à gauche ; il suffit pour cela de la retourner.

Aujourd'hui, après bien des tâtonnements, nous croyons pouvoir dire que le but est atteint. Voici, du reste, le procédé que nous employons :

On prend un verre suffisamment fort ; ceci dépend des dimensions que doit avoir la figure ; avec un large pinceau on étend sur une des faces une solution de gomme arabique, et l'on applique par-dessus un papier transparent pouvant recevoir des couleurs à l'eau. C'est le papier des architectes qui nous a paru le meilleur. Il y a quelques précautions à prendre pour chasser l'air et obtenir une adhérence parfaite avec le verre. Ceci fait, on laisse sécher. Voilà pour la préparation du vitrail.

Il s'agit maintenant d'exécuter la figure. On commence par la décalquer au crayon. Puis, prenant un pinceau à filer, on trace nettement ses contours avec de l'encre de Chine, en donnant plus ou moins d'épaisseur, suivant le relief que l'on veut obtenir. La charpente ou le squelette de la figure ainsi préparé, on passe à la mise en couleur ; pour avoir une grande intensité de coloration, il faut employer des couleurs très-transparentes : or, cela n'est pas toujours très-facile, surtout si l'on veut obtenir une certaine harmonie, en se rapprochant de la nature autant que possible. Pour le blanc, il est préférable de ne pas employer de couleur. Pour le rouge, on se servira des laques, avec addition d'une petite quantité de vermillon s'il s'agit de rendre des muscles. Pour le bleu, c'est le bleu cobalt, et pour le jaune, le jaune de cadmium, auxquels il faut donner la préférence. On se guidera là-dessus pour les couleurs intermédiaires. Bien qu'on procède par teintes plates, il est utile de revenir à plusieurs reprises différentes pour obtenir une coloration uniforme. Du reste, il y a là une question de tour de main qui échappe à toute description.

La figure achevée, on fait écrire la légende avec de l'encre de Chine, et l'on passe une couche de vernis copal (vernis à tableau) qui agit comme fixatif, donne encore plus de transparence et permet de laver à volonté.

Chaque vitrail sera placé dans un cadre qui assure sa solidité et permet d'obtenir la mobilité de la figure au moyen d'une articulation à pivot ou à charnière; tout dépend de la façon dont sont installées les fenêtres.

Avec le système que nous avons adopté, on peut enlever et replacer à volonté le vitrail muni de son cadre ; l'articulation seule reste en place. Du reste, il suffit de jeter un coup d'œil sur le modèle que nous avons apporté, pour se faire une idée du mécanisme.

Les spécimens exposés sont au nombre de six et se rapportent aux coupes des membres.

Avec ces figures, on peut parfaitement combiner le plan d'une opération, qu'il s'agisse de l'ouverture d'un abcès, de l'extraction d'un corps étranger, d'une ligature, d'une amputation, etc. — On voit immédiatement les couches à traverser, les organes à ménager et, en définitive, le but à atteindre. C'est le seul moyen d'avoir ce que nous appelons des rapports de superposition. Sans doute, avant nous, on avait déjà figuré des coupes des membres, mais on n'avait pas cherché à les généraliser comme moyen d'enseignement pratique, et l'on serait fort embarrassé, même avec les planches du bel atlas de Braune, pour établir le plan d'une opération quelconque. Nos figures sont faites à un point de vue spécial, et nous les croyons bien supérieures, soit au point de vue de l'exactitude, soit au point de vue des détails.

Quant à l'exécution, il est facile d'en juger; on nous a même reproché d'avoir trop soigné le côté artistique.

Ajoutons qu'il nous a été permis de relever bon nombre d'erreurs et de rencontrer quelques faits nouveaux.

Ainsi, pour nous borner aux figures exposées, le nerf radial, que l'on place à l'avant-bras dans la gaîne du long supinateur, en est absolument distinct. L'artère radiale, que certains auteurs font passer en haut dans la gaîne du rond pronateur, reste également en dehors d'elle. Du reste, d'une manière générale, tous les organes sont isolés et présentent des gaînes spéciales. Celles-ci sont d'autant plus fortes qu'il y a moins de tissu graisseux. La graisse change parfois complètement les caractères d'une même coupe : en s'infiltrant à travers les mailles du tissu conjonctif, elle crée des feuillets nouveaux, dissocie les muscles, et surtout change les rapports des vaisseaux et des nerfs. C'est, du reste, pour ce motif que nous n'avons pas cru devoir représenter les gaînes propres. Nous avons trouvé à l'avant-bras plusieurs bourses séreuses : une entre le court supinateur et les muscles superficiels de la masse externe (long supinateur, 1er et 2e radial externe); deux sur les côtés du tendon du biceps. Pour le bras, il existe une bourse séreuse très-développée au niveau du tendon du muscle grand rond, entre celui-ci et l'humérus.

Nous avons encore à signaler la présence d'un bourrelet

graisseux au côté interne de la veine crurale (sur les coupes au niveau du pli de l'aine). Il est plus ou moins dense, et on le fait sortir et rentrer à volonté. Il est contenu dans une sorte de canal fibreux, et l'on peut se demander si ce n'est pas ce bourrelet qui a été pris pour un ganglion et décrit comme tel. Toujours est-il qu'en cherchant à l'extraire, on attire le péritoine dans le canal en question, et l'on comprend très-bien qu'il puisse ainsi se former une hernie crurale.

Nous ne nous sommes pas contenté de faire exécuter des coupes. Dans le but de faciliter l'étude des désarticulations, nous avons fait faire des figures représentant le squelette et les ligaments vus de différents côtés, avec des lignes indiquant la direction qu'il faut donner au couteau pour traverser l'article. Enfin, nous avons en préparation de grandes figures comprenant la totalité du membre supérieur et du membre inférieur, et sur lesquelles se trouvent le squelette, les principales saillies tendineuses et musculaires, et le contour externe du membre. Elles sont destinées au tracé des lignes d'incision pour les ligatures, les amputations, etc. On le voit donc, il est possible de schématiser à peu près tout ce qui tient à la technique opératoire.

Au point de vue pratique, le moyen que nous venons de faire connaître est appelé à rendre de réels services. Il est applicable à toutes les branches de l'enseignement médical, et mérite par cela même d'être vulgarisé.